A. 今の新型コロナウイルス感染防止対策
― ピントずれ していませんか？

「敵は、空中にあり！！」

Ⅰ． 空中にコロナウイルスがいるからこそ、クラスターが発生すると考えましょう！

換気が不十分な時は、部屋中の空気にウイルスが拡散して空気感染の危険性が高くなります。

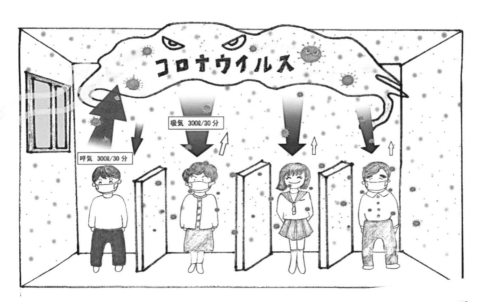

JN063269

人間は、30分間に少なくとも180L程の空気を
吸ったり吐いたりしています。

これは、500mlのペットボトル360本分ですよ！

これで空中にウイルスが1匹も存在しないと考える方が、
無理があるでしょう。

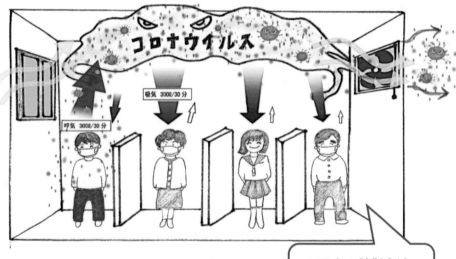

マスクの防御率は、
せいぜい50%

　換気が十分にできていれば、ウイルスを含んだ空気は排出
されてしまいます。

Ⅱ. アサワ医院の宴会・診察風景
〜コロナ患者がいた日も

1. 21 名・25 名が集まって宴会をしても、発病しなかった。

　アサワ医院では 2020 年 12 月に 21 名、2021 年 4 月に 25 名が集まって食事やカラオケ、ダンスや各種出し物など盛大な宴会を開催しました。

　ホテルの宴会場を貸し切り、廊下に面する扉を全て開け放って風通しを良くしてもらい、3 カ所ある窓も開けてシャンデリアが風に吹かれて音をたてるほどに換気を徹底しました。
　参加者は皆カイロを使ったりひざ掛けをしたり、厚着をして対処していました。

　2 回とも新型コロナウイルスに感染した人も、ましてクラスターの発生もなく、誰一人として体調を崩した人はいませんでした。

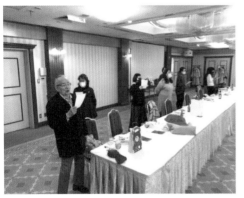
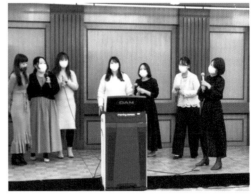

2. 延べ 7000 人以上の患者さんに、口を開けてもらって診
　察をしても、新型コロナウイルス感染症は発症しなかった。

　　アサワ医院には 2 月から 3 月にかけて、1 日あたり 300〜
400 人もの花粉症患者さんが来院されます。今年も 1 人の医師
が計 7000 人以上の患者さんに全員口を開けていただき、口腔
内の診察を行いましたが、感染は起こっていません。

　　もちろん、医院内は徹底的な換気を強力に行っています。

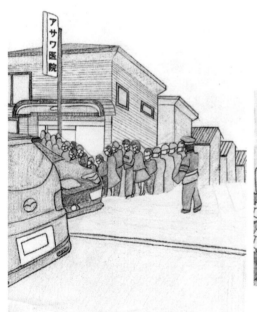

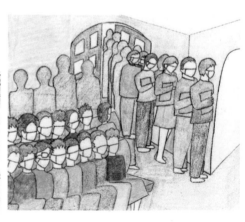

診察室

常に窓は開いているよ

換気扇ついているよ

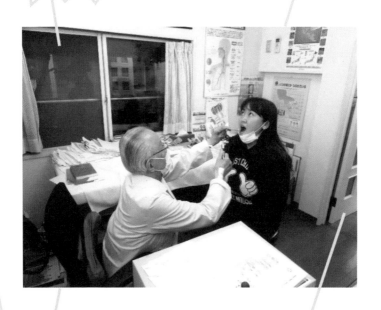

小さいドア半開き

ドアは開いているよ

3. 新型コロナウイルス感染症陽性者と同じ部屋にいても、17人全員が無事でした。

　2021年4月に院内で行われた勉強会にて。

　受講者は17人で、新型コロナウイルス陽性者であった外部の講演者が30分近く講演していました。

　担当者の直下にも2人が座って話を聞いていましたが、その後の検査で感染者は1人もいませんでした。（抗原検査でもPCR検査でも、結果はスタッフ全員が陰性でした。）

　勉強会を行った部屋では窓を3カ所開けて、換気扇も3台稼働していました。

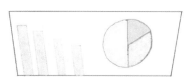

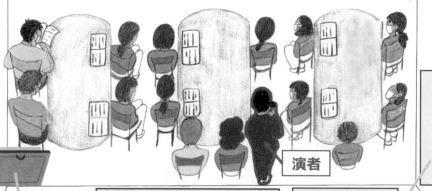

換気扇ついているよ

ドアは開いているよ

窓は全部開いているよ

演者

Ⅲ. 雨の日でも、
　　窓を開けて換気できるように工夫を！！

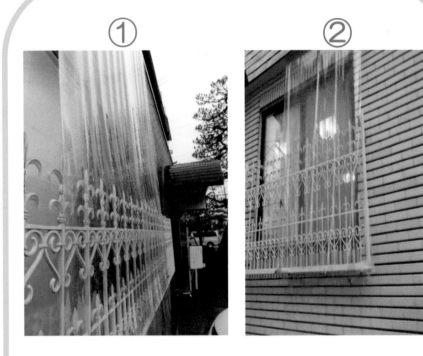

①　・②
網戸の外に空間を開けて、透明なビニールを垂らす。

③

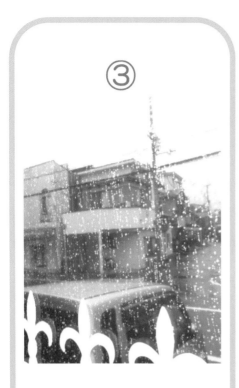

③　雨の日の、室内から
見た窓の風景。

④　床下にも換気扇を
設置しています。

④ **窓が開いているよ**

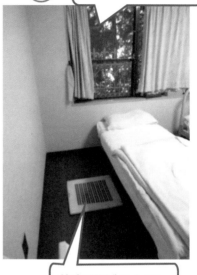

**換気扇が２カ所
まわっているよ**

◎ **床下換気扇３台が常に動いて、外へ換気しています。**

アサワ医院の発熱外来には、
　　　　　　換気扇が１０台設置してあります。

トイレにも６カ所に強力な換気扇を設置しています。

B. 換気がされていない場所が大変多い。危険です！

Ⅰ. 換気されていない場所

1. 寒い北海道や東北地方では暖房効率を重視した建築のため、特に換気効率が悪いのでウイルス感染が増大。
2. 外国の石造りの家屋は奥に深く非常に風通しが悪い。したがって、日本よりもコロナ感染症の発症が多い。
3. 全てのビルは、窓が開かなければ感染増大場所になります。
4. 大きなホールは換気が不十分。
5. 病院・老人ホームは思いの外換気されていない。
6. 全ての人の出入りする場所・施設は要注意。

Ⅱ. "密"の勘違い

1. 桜の木の下の宴会は、風が吹いていて密にはならない。あったとしたら、その後の行動の中で起こったのでしょう。聖火リレーの見物も、マスクをしていれば感染の心配はないと考えます。
　　クラスターの発生している場所は、病院・介護施設・北海道など雪国の室内・外国の石造りの建物（構造上換気が行き届かない）などです。

2. 東北大学と島津製作所が共同研究で、自然に吐く息（呼気）
　をサンプル（資料）とする「呼気オミックス」による新型コロ
　ナウイルス検査の開発に成功しました。
　　これは正に、呼気にはコロナウイルスが含まれるという証明
　になりますね！

3. 東北大学の赤池教室の先生方も、空気中にコロナウイルスが
　存在する可能性が高いと仰っています。
　　スーパーコンピューターの富岳はとても素晴らしいですが、
　呼気中のウイルス量は計算できません。飛沫のことばかり考え
　ていて全体を診ていなかったことが、感染拡大を防げなかった
　大きな原因ではないでしょうか。

4. 患者さんの呼気全てにコロナウイルスが含まれているので、
　コンサートホールなどでいくら間を開けて座っていても、時間
　がたてばどんどん他の人が吸いこんでしまいます。
　　ですから密を避けるだけでは解決できません。ホール全体に
　風が流れていないことの方が問題なのです。

◎ しかも東京大学の研究でも、マスクだけでは呼気のコロナウイ
　ルス飛散は防げないと発表されています。
　　予防効果はせいぜい50%ほどでしょう。

マスクでウイルス拡散抑え吸い込み減らす効果 東京大など確認

NHK ニュース『マスクでウイルス拡散抑え吸い込み減らす効果　東京大など確認』10 月 22 日 4 時 09 分

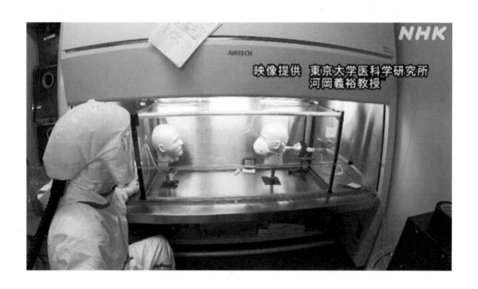

新型コロナウイルス対策としてマスクを着用すると、ウイルスの拡散を抑える効果と吸い込むウイルスを減らす効果の両方の効果があることを、東京大学医科学研究所などのグループが実際のウイルスを使った実験で確認したと発表しました。

これは東京大学医科学研究所の河岡義裕教授と植木紘史特任助教らのグループが発表しました。

グループでは、ウイルスが漏れ出さない特殊な実験室に、新型コロナウイルスを含んだ飛まつを出すマネキンと呼吸を再現して空気を吸い込むマネキンを向かい合わせに設置し、マスクの効果を調べました。

その結果、吸い込む側にだけマスクを着けた場合、吸い込んだウイルスの量は布マスクでは 17% 減り、一般的なサージカルマスクでは 47% 減ったということです。 逆に、半分以上のウイルスが通過してしまうということです

「N95」と呼ばれる医療用マスクを隙間無く着けた場合は 79%減っていました。

飛まつを出す側にだけマスクを着けた場合は、向かいのマネキンが吸い込んだウイルスの量は布マスクとサージカルマスクのいずれでも 70%以上減っていました。

一方で、両方がマスクを着けた場合も効果はみられましたが、ウイルスの吸い込みを完全に防ぐことはできなかったということです。

河岡教授は「これまで実際のウイルスを使ってマスクの効果が検証されたことはない。マスクをきちんと着用することが重要だと分かった。ただ、マスクをしても完全にウイルスを防ぐわけではないので、マスクを過信しないことも大切だ」と話しています。

Ⅲ. 手洗いなどより、その居場所の強力な換気が必要

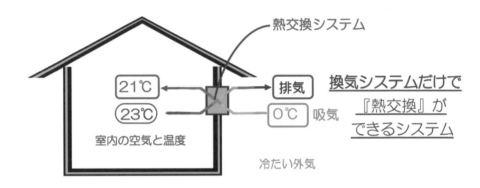

室内の適正な室温は保ったまま、冷たい外気を取り込むとき
に適正な温度にして換気する。

新たな温度調整設備ではなく、排出する空気と取り込む空気
とで熱交換をするシステムが必要です。

またドライブスルーの施設で感染が起こっていないことを考
慮すると、このように考えるべきでしょう。

コロナは人の呼気から空中に舞い上がって、

他の人が吸気から感染している。

◎ 換気をしていない所には、
　　人を入れてはいけないと考えます。

密を避けるというのは、
　　ただ間隔を開けていれば良いというものではない。

　風が流れているところでは、人と人との間隔は狭くなっても良いのではないでしょうか。浜辺など風が吹いている場所は、ほとんど密でも良いと考えます。なぜ海釣りがいけないのでしょう。皆、密というものがどういうものかが分かっていないように感じます。
　なぜドライブスルー検査では感染しないのか、考えてみて下さいませんか。両者が手洗いをして、車もよく拭いているから感染しないということではないでしょう。両者の間に風が流れているから感染しないということです。
　屋外のスポーツは密とはならないし、何ら問題はないので行っても良いでしょう。
　屋内でも、風がビュービュー流れるようにすれば問題ないのではないでしょうか。

例：①　ある料亭では『炭酸ガス濃度を測定して、上昇してきたら戸を開ける』と仰っているようですが、濃度が少しでも上昇するようでは換気していると言えません。常にどんどんと換気することが必要です。
　　②　京都では渡月橋など外では混み合っていますが、コロナ発生は極めて少ない。スクランブル交差点も同様でしょう。

◎　ある症例では、外でも感染したと政府が発表していました。だから外でも密はいけないと言うのです。

　しかし、外でのクラスター発生は極めて少ない。だから室内も外と同じになるくらいに換気をしてみて、大局的に判断をしていただけないでしょうか。
　政府は、建物内の換気を積極的に進めるべきです。ここを怠ったことが、三次四次の感染拡大を招いた原因と考えます。
　時短だけではコロナの発生は防げません。コロナ発生が少なくなるだけのことです。

コロナ対策 まとめ

その場の風速が強いほど密でも活動できる
（ただ手洗いだけしていても意味ないよ！）

1. まずは、強力な換気！

●同時に２カ所以上窓を開けて下さい。

┗→ ・トイレ・教室・密室・ロッカールームに

（ 大型換気扇 ― 熱交換換気扇 ）

（ 大きな窓を２カ所以上開ける ）！！

学校も再開できます！

外の競技は常に可能。海釣り、大いに結構！！

特に

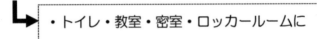

病院も介護施設も会社もホールも、
もっと大胆に換気をすること！！

●物を食べる時は特に風通しの良いところで食べましょう。

しっかり換気していない全ての施設やお店、特に飲食業は営業禁止にすべきでしょう。

逆にしっかり換気しているお店や施設では、
どんどん活動しましょう。

2. 必ず**マスク**を**常時**着用しましょう！

○ マスクをしていない人には近づかない。

★ 1 と 2 を全国民が一斉に 2 週間行ったら
コロナはなくなるでしょう！！

3. 当院では、全ての部屋に換気扇を設置し、床はもちろん床下にも換気扇を設置して換気を徹底していますよ！

発熱外来には、10 台以上の換気扇を設置しています。
また、雨降りでも全ての部屋の窓を開けられるようにしています。

アサワ医院

附1. あなたは、コロナ？

午後４時の体温より
眠前体温は下がっていますか！

１日の中で午後４時頃に１番気温が上がり、加えて活動もしているので体温は１番高くなります。
反対に、寝る前は気温も下がり、体は休息しているので体温は下がります。特に夏はこの差が激しいです。

```
病気の熱があるかどうかは
この２点を測らないと判断できません
```

例：
午後４時頃 37.3℃あっても、
眠前 37.0℃は **正常**。
（コロナに感染している可能性は低いでしょう）

午後４時頃 36.8℃で、
眠前 37.0℃は **病気** の可能性があります。
（コロナに感染している可能性があります）

なお、痩せている人は、普通の人より少し体温が高い人が多いです。肝臓の温度は 38℃くらいで、痩せている人は体表が薄く、肝臓の温度が伝わりやすいからです。

月／日	午後 4 時頃	寝る前の体温

※ 朝・昼の熱を測っても、熱が無いとは言えません。
※ 病気の熱は、寝る前には朝よりも 1 度位、上がることが多いです。

アサワ医院　オリジナル

第61回日本臨床ウイルス学会 | 10月2〜31日 web 開催

新型コロナウイルスは空気感染する

　国立病院機構仙台医療センター臨床研究部ウイルス疾患研究室室長の西村秀一氏は、新型コロナウイルス(SARS-CoV-2)は空気媒介感染によって伝播されると指摘、その根拠を示した。

　そして CoV-2 が換気不十分な環境下での airborne transmission(空気感染)である可能性に言及するに至った。

　しかし、いわゆる日本の専門家らは SARS-CoV-2 が空気感染すると認めることを かたくなに拒んでおり、西村氏は「感染の現状を解釈するために、3密の概念を提唱した」と指摘。さらに、あくまで空気感染することを否定しようとする厚生労働省のアドバイザリー・ボードは、言葉を"マイクロ飛沫感染"に替えて新型コロナウイルス感染症の流行がマイクロ飛沫感染によるものという説明に終始した。

　これに対し同氏は、空気中に存在する全ての粒子を指す用語がエアロゾルで、飛沫・飛沫核のいずれもエアロゾルであると主張。あえて言えばマイクロ飛沫もエアロゾルであり、この新たな造語が科学用語の中に入り込む余地はないと言う。

同氏は「エアロゾルを吸い込んで感染することをエアロゾル感染、空気の流れに乗って浮遊するエアロゾルを吸い込んで感染することこそが空気感染である」と述べた。

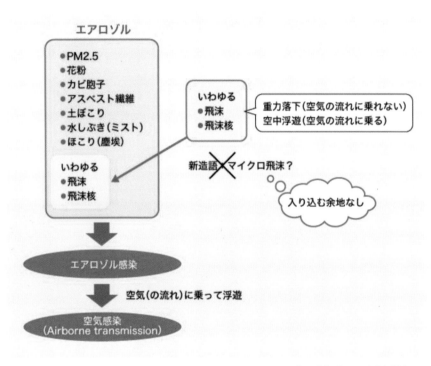

（西村秀一氏提供）

参考文献③

コロナ感染 息を吐くだけでわかる
東北大など検査システム開発

NHK ニュース『コロナ感染 息を吐くだけでわかる　東北大など検査システム開発』10 月 16 日 21 時 51 分

新型コロナウイルスに感染しているかどうかを、息を吐くだけで調べられるという新しい検査システムを、東北大学と分析機器のメーカーが共同で開発し、実用化を目指すと発表しました。

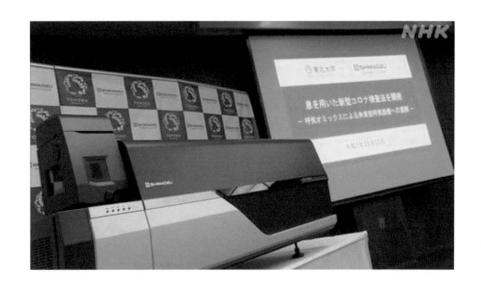

発表を行ったのは東北大学大学院と京都市の大手分析機器メーカー「島津製作所」です。

このシステムは、およそ５分間呼吸をしてもらい息を取り込む機械と、息の中にある新型コロナウイルスを不活性化しウイルスに含まれるたんぱく質を取り込む機械、それに取り出したたんぱく質を分析する機械の３つでできていて、試作品が完成したということです。

検査機器は比較的大型で量産化などが課題ですが、息を集めて１時間ほどで結果が出るとしています。

これまでに感染をした１０人ほどで臨床試験をしていて、さらに試験を続けるとともに、装置の小型化など実用化に向けた研究も進めるということです。

東北大学大学院医学系研究科の赤池孝章教授は「息からウイルスを検出する試みは文献ではほかに例がなく、技術が確立すればおそらく世界初になる」と話していました。

島津製作所の上田輝久社長は「陽性か陰性かだけではなく、重症化のリスクなども予測することもできる。今後も研究を進めたい」と話していました。

■ 浅輪 喜行（あさわ よしゆき）プロフィール

1936 年 長野県生まれ　1962 年 信州大学医学部卒業　1963 年 京都大学にて 7 年間心臓疾患手術の麻酔に専従　1969 年 京都桂病院内科勤務（7 年間）　1969 年 京都府長岡京市にてアサワ医院開業（52 年間）　1973 年 京都大学医学博士号取得　テーマ：心拍出量変動の指標としての脈圧・脈数の意義

〈外来血圧日内変動についての主な発表〉

1990 年 05 月 26 日 日本医事新報（第 3448 号）「6 ページに渡って」
分時血圧より見た外来高血圧治療（540 例）
　　仕事中、活動中を通して一日中分単位で血圧測定報告を行った。投薬する時間帯、薬剤の種類によって QOL がたいへん異なる。ACE 阻害剤が最も優れている。効果不十分な時にごく少量の Ca 拮抗剤を追加使用する。低血圧患者に血圧上昇に合わせて、ACE 阻害剤投与で良好。

1990 年 06 月 27 日 Medical Tribune
降圧治療法・・・私ならこう処方する
　　夜間血圧が代償性頻脈を起こさないように血圧が下がっていることが重要。ACE　阻害剤が第一。　そして、抗動脈硬化剤としてごく少量の Ca 拮抗剤を加える。世の中は、反射性頻脈といっているが、反射ではなくて血圧の下がりすぎたことに対しての代償性頻脈である。

1991 年 11 月 28 日 Medical Tribune
連続血圧日内変動と降圧治療
　　夜間血圧が代償性頻脈を起こさないように十分血圧を下げることが重要である。　高齢者は、Ca 拮抗剤は日内変動をみないと危険。

著書

1999 年 11 月 08 日 『10 年後の生死が分かる恐ろしい血圧日内変動』（出版）
2003 年 01 月 27 日 『これからは家庭血圧で正しい治療を』（竹林館）
2011 年 01 月 01 日 『病があるからこそ　人よりも工夫して強くならねばならない』（竹林館）
2015 年 04 月 09 日 『眠前血圧を 4 回測れ！』（竹林館）
2016 年 08 月 01 日 『これ読まずして血圧、長寿、アレルギーを語るなかれ』（竹林館）
2018 年 07 月 20 日 『これぞ画期的な血圧判断』（竹林館）
2019 年 02 月 01 日 『改訂版 病があるからこそ　人よりも工夫して強くならねばならない』（竹林館）
2020 年 04 月 25 日 『これぞ、本当の血圧の見方！　医学界 こんなに　間違っている』（竹林館）

アサワ医院　〒 617-0813　京都府長岡京市井ノ内下印田 13-4
　　　　　　TEL：075-953-1990　　FAX：075-953-7615

新型コロナ必勝法 ── 敵は空中にあり！

2021 年 5 月 20 日　第 1 刷発行　　著者　浅輪 喜行　　発行人　左子真由美
発行所　㈱ 竹林館　〒 530-0044 大阪市北区東天満 2-9-4　千代田ビル東館 7 階 FG
　Tel　06-4801-6111　Fax　06-4801-6112　郵便振替　00980-9-44593　URL http://www.chikurinkan.co.jp
印刷・製本　㈱ 太洋社　〒 501-0431 岐阜県本巣郡北方町北方 148-1

© Asawa Yoshiyuki　2021 Printed in Japan　ISBN978-4-86000-453-8　C0047